Sous Vide

Kochbuch für

Einsteiger

Ein Kompletter Leitfaden Mit Den Besten Einfachen

Sous Vide Rezepten Für Anfänger Und

Fortgeschrittene

Charlotte Green - Achim Krause

Herausgebers nicht ändern, verteilen, verkaufen, verwenden,

zitieren oder umschreiben.

Hinweis auf den Haftungsausschluss:

Bitte beachten Sie, dass die in diesem Dokument enthaltenen Informationen nur zu Bildungs- und Unterhaltungszwecken dienen. Alle Anstrengungen wurden unternommen, um genaue, aktuelle und zuverlässige und vollständige Informationen zu präsentieren. Es werden keine Garantien jeglicher Art erklärt oder impliziert. Die Leser erkennen an, dass der Autor sich nicht an der rechtlichen, finanziellen, medizinischen oder professionellen Beratung beteiligt. Der Inhalt dieses Buches wurde aus verschiedenen Quellen abgeleitet. Bitte wenden Sie sich an einen lizenzierten Fachmann, bevor Sie die in diesem Buch beschriebenen Techniken ausprobieren.

Mit der Lektüre dieses Dokuments erklärt sich der Leser damit einverstanden, dass der Autor unter keinen Umständen für direkte oder indirekte Verluste verantwortlich ist, die durch die Verwendung der in diesem Dokument enthaltenen

Informationen entstehen, einschließlich, aber nicht beschränkt

auf Fehler, Auslassungen oder Ungenauigkeiten.

Inhaltsverzeichnis

Frühstück

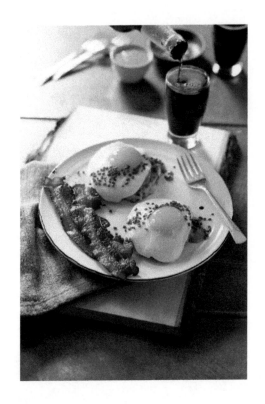

Perfekter Curry Squash

Zubereitungszeit: 20 Minuten , Kochzeit: 1 1/2 Stunden,

Portionen: 6

Zutaten:

• 1 mittelgroßer Winter-Squash

• 2 Esslöffel, ungesalzene Butter

• 1 bis 2 Esslöffel, Thai Currypaste

• 1/2 Teelöffel, koscheres Salz

• Frischer Koriander

• Kalkkeile

Wegbeschreibungen:

1. Bereiten Sie Ihr Sous Vide Wasserbad vor, indem Sie Ihren Tauchkocher tauchen und die Temperatur auf 185oF erhöhen

2. Schneiden Sie den Squash in die Hälfte längs und schaufeln Sie die Samen neben der inneren Membran

3. Halten Sie die Samen für die spätere Verwendung

4. Slice den Squash in Keile von 1 und 1/2 Zoll Dicke

5.Nehmen Sie eine große Reißverschlusstasche und fügen Sie

Squash Keile, Currypaste, Butter, Salz und Dichtung mit

Immersion-Methode

6.Tauchen und kochen für 1 und 1/2 Stunden

7.Entfernen Sie die Tasche und leicht drücken Sie es

8.Wenn weich dann herausnehmen, sonst kochen für 40

Minuten mehr

9.Transfer zu Servierplatte und Nieselregen ein wenig

Currybuttersauce

10.Top mit Koriander und genießen!

Ernährung: Kalorien 152, Kohlenhydrate 5 g, Fette 12 g,

Protein 6 g

Honig Drizzled Karotten

Zubereitungszeit: 5 Minuten, Kochzeit: 1 Stunde 15 Minuten,

Portionen: 4

Zutaten

•1 Pfund Baby Karotten

•4 Esslöffel vegane Butter

•1 Esslöffel Agavennektar

•3 Esslöffel Honig

•1/4 Teelöffel koscheres Salz

•1/4 Teelöffel gemahlener Kardamom

Wegbeschreibungen:

1.Bereiten Sie das Sous-vide Wasserbad mit Ihrem

Tauchzirkulator vor und erhöhen Sie die Temperatur auf

185oF

2.Fügen Sie die Karotten, Honig, ganze Butter, koscheres Salz

und Kardamom zu einem wiederverschließbaren Beutel

3.Seal mit der Tauchmethode. Kochen Sie für 75 Minuten und

einmal fertig, entfernen Sie es aus dem Wasserbad.

4.Die Glasur durch ein feines Netz durchqueren.

5.Stellen Sie es beiseite.

6.Nehmen Sie die Karotten aus dem Beutel und gießen Sie

überschüssige Glasur über sie. Servieren Sie mit ein wenig

Gewürze.

Ernährung: Kalorien 185, Kohlenhydrate 42 g, Fette 1 g,

Protein 2 g

Eingelegter Fenchel

Zubereitungszeit: 30 Minuten, Kochzeit: 30 Minuten,

Portionen: 5

Zutaten

•1 Tasse Weißweinessig

•2 Esslöffel Rübenzucker

•Saft und Schale aus 1 Zitrone

•1 Teelöffel koscheres Salz

•2 mittlere Birnenfenchel, aufgetrimmt und in 1/4 Zoll dicke

Scheiben geschnitten

Wegbeschreibungen:

1.Bereiten Sie das Sous Vide Wasserbad mit Ihrem

Tauchzirkulator vor und erhöhen Sie die Temperatur auf

180oF.

2.Nehmen Sie eine große Schüssel und fügen Sie den Essig,

Zucker, Zitronensaft, Salz, Zitronenschale, und bestreuen Sie

sie gut.

3.Übertragen Sie die Mischung auf Ihre wiederverschließbare

Reißverschlusstasche.

4.Fügen Sie den Fenchel und Diedichtung mit der

Tauchmethode.

5.Tauchen Sie unter Wasser und kochen für 30 Minuten.

6.Transfer zu einem Eisbad und lassen Sie die Mischung die

Raumtemperatur zu erreichen.

7.Serve!

Ernährung: Kalorien 161, Kohlenhydrate 33 g, Fette 1 g,

Protein 5 g

Zitrone & Knoblauch Artischocken

Zubereitungszeit: 30 Minuten, Kochzeit: 90 Minuten,

Portionen: 4

Zutaten

• 4 Esslöffel frisch gepresster Zitronensaft

• 12 Stück Baby-Artischocken

• 4 Esslöffel vegane Butter

• 2 frische Knoblauchzehen, gehackt

• 1 Teelöffel frische Zitronenschale

• Koscheres Salz und schwarzer Pfeffer nach Geschmack

• Gehackte frische Petersilie zum Garnieren

Wegbeschreibungen:

1.Bereiten Sie das Sous Vide Wasserbad mit Ihrem

Tauchzirkulator vor und erhöhen Sie die Temperatur auf

180oF.

2.Nehmen Sie eine große Schüssel und fügen Sie das kalte

Wasser und 2 Esslöffel Zitronensaft.

3.Schälen und entsorgen Sie die äußere harte Schicht Ihrer

Artischocke und schneiden Sie sie in Viertel.

4.Transfer zu einem Kaltwasserbad und lassen Sie es für eine

Weile sitzen.

5.Nehmen Sie eine große Pfanne und legen Sie es über mittlere

hohe Hitze.

6.Die Butter in die Pfanne geben und die Butter schmelzen

lassen.

7.Fügen Sie den Knoblauch neben 2 Esslöffel Zitronensaft und

die Schale.

8.Entfernen Sie von der Hitze und würzen Sie mit etwas

Pfeffer und Salz.

9.Lassen Sie es für ca. 5 Minuten abkühlen.

10.Dann die Artischocken aus dem kalten Wasser abtropfen

lassen und in einen großen wiederverschließbaren Beutel

geben. Auch die Buttermischung dazugeben.

11.Versiegeln Sie es mit der Tauchmethode und tauchen Sie

unter Wasser für ca. 1 und eine 1/2 Stunde.

12.Nach dem Kochen die Artischocken in eine Schüssel geben

und mit einer Petersilie servieren.

Ernährung: Kalorien 424, Kohlenhydrate 49 g, Fette 20 g,

Protein 12 g

Gebratene Süße Ente

Zubereitungszeit: 3 Stunden 55 Minuten

Kochzeit: 25-75 Minuten

Portionen: 4

Zutaten:

- 6 oz knochenlose Entenbrust

- 1/4 TL Zimt

- 1/4 TL geräucherter Paprika

- 1/4 TL Cayennepfeffer

- 1 EL Thymian

- 1 TL Honig

- Salz und schwarzer Pfeffer nach Geschmack

Wegbeschreibungen:

1.Bereiten Sie ein Wasserbad vor und legen Sie den Sous Vide

hinein. Set auf 134 F. Pat trocknen Sie die Brustente mit einem

Backblech und entfernen Sie die Haut, achten Sie darauf, das

Fleisch nicht zu schneiden. Mit Salz abschmecken.

2.Erhitzen Sie eine Pfanne bei großer Hitze. Die Ente 3-4 Minuten lang annähen. Entfernen und beiseite stellen.

3.In einer Schüssel Paprika, Thymian, Cayennepfeffer und Zimt gut vermischen. Marinade die Entenbrust mit der Mischung. Legen Sie es in einen vakuumverschließbaren Beutel. 1 EL Honig hinzufügen. Luft nach der Wasserverdrängungsmethode abgeben, den Beutel versiegeln und in das Wasserbad tauchen. Kochen Sie für 3 Stunden und 30 Minuten.

4.Sobald der Timer angehalten hat, entfernen Sie den Beutel und trocknen Sie. Erhitzen Sie eine Pfanne bei großer Hitze und nähen Sie die Ente für 2 Minuten. Drehen Sie es und kochen Sie für 30 Sekunden mehr. Kühlen und servieren.

Ernährung: Kalorien 352, Fett 5, Ballaststoffe 3, Kohlenhydrate 7, Protein 5

Chicken Wings

Zubereitungszeit: 20 Minuten

Kochzeit: 7 Stunden

Portionen: 4

Zutaten:

• 12 Hühnerflügel

• 1/4 Tasse Pflanzenöl

• 4 Zweige Thymian

• 2 Teelöffel zerkleinerte Paprikaflocken

• Salz, nach Geschmack

Wegbeschreibungen:

1. Preheat Sous Vide Herd bis 167F.

2. In eine Sous Vide Tasche, kombinieren Sie den Hühnerflügel mit den restlichen Zutaten.

3. Shake sanft, um das Huhn zu beschichten und Vakuum versiegeln sie den Beutel.

4. Tauchen Sie in Wasser und kochen 7 Stunden.

5.Finishing Schritte:

6.Entfernen Sie die Tasche mit Huhn aus dem Herd.

7.Erhitzen Sie etwas Öl in einer großen Pfanne.

8.Legen Sie die Flügel in eine Pfanne und kochen, bis die Haut

knusprig ist.

9.Dienen.

Ernährung: Kalorien 334, Fett 33, Ballaststoffe 3,

Kohlenhydrate 14, Protein 7

Roman-Style Speck & Hühnerschale

Zubereitungszeit: 1 Stunde 40 Minuten

Kochzeit: 25-75 Minuten

Portionen: 4

Zutaten:

•4 kleine Hähnchenbrust, ohne Knochen, hautlos

•8 Salbeiblätter

•4 Stück dünn geschnittener Speck

•Schwarzer Pfeffer nach Geschmack

•1 EL Olivenöl

•2 oz geriebener Fontina-Käse

Wegbeschreibungen:

1.Bereiten Sie ein Wasserbad vor und legen Sie den Sous Vide

hinein. Das Huhn mit Salz und Pfeffer würzen. Top mit 2

Salbeiblättern und 1 Speckscheibe. Legen Sie sie in einen

vakuumverschließbaren Beutel. Luft nach der

Wasserverdrängungsmethode abgeben, den Beutel versiegeln

und in das Wasserbad tauchen. Kochen Sie für 90 Minuten.

2.Sobald der Timer angehalten hat, entfernen Sie den Beutel

und klopfen Sie trocken. Erhitzen Sie das Öl in einer Pfanne

bei mittlerer Hitze und nähen Sie das Huhn für 1 Minute. Das

Huhn mit 1 EL Fontina-Käse bestreuen. Bedecken Sie die

Pfanne und lassen Sie den Käse schmelzen. Portionen auf

einem Teller das Huhn und garnieren mit Salbeiblättern.

Ernährung: Kalorien 352, Fett 5, Ballaststoffe 3, Kohlenhydrate

7, Protein 5

Veganer Stahl geschnitten Hafer

Zubereitungszeit: 5 Minuten, Kochzeit: 3 Stunden, Portionen: 2

Zutaten

• 2 Tassen Wasser

• 1/2 Tasse Stahl geschnitten Hafer

• 1/2 Teelöffel Salz

• Zimt und Ahornsirup zum Topping

Wegbeschreibungen:

1. Bereiten Sie das Sous Vide Wasserbad mit Ihrem Tauchzirkulator vor und erhöhen Sie die Temperatur auf 180oF.

2. Nehmen Sie eine schwere wiederverschließbare Reißverschlusstasche und fügen Sie alle aufgeführten Zutaten außer zimt und Ahornsirup

3. Versiegeln Sie die Tasche mit der Tauchmethode und tauchen Sie unter Wasser.

4.Kochen für ca. 3 Stunden.

5.Einmal gekocht, entfernen Sie es und übertragen Sie den

Hafer auf Ihre Servierschüssel.

6.Servieren Sie mit einer Prise Zimt und etwas Ahornsirup.

Ernährung: Kalorien 150, Kohlenhydrate 19 g, Fette 6 g,

Protein 5 g

Thymian Entenbrust

Zubereitungszeit: 2 Stunden 10 Minuten

Kochzeit: 25-75 Minuten

Portionen: 3

Zutaten:

• 3 (6 oz Entenbrust, Haut auf

• 3 TL Thymianblätter

• 2 TL Olivenöl

• Salz und schwarzer Pfeffer nach Geschmack

Wegbeschreibungen:

1.Machen Sie kreuzweise Streifen auf den Enten und ohne

schneiden in das Fleisch. Die Haut mit Salz und die

Fleischseite mit Thymian, Pfeffer und Salz würzen. Legen Sie

die Entenbrüste in 3 separate vakuumverschließbare Beutel.

Luft loslassen und den Beutel versiegeln. Kühlen Sie für 1

Stunde.

2.Machen Sie ein Wasserbad, legen Sie Sous Vide hinein und setzen Sie auf 135 F. Entfernen Sie die Tasche aus dem Kühlschrank und tauchen Sie die Tasche in das Wasserbad. Stellen Sie den Timer für 1 Stunde ein.

3.Sobald der Timer angehalten hat, entfernen und entsiegeln Sie den Beutel. Legen Sie eine Pfanne bei mittlerer Hitze, Olivenöl hinzufügen. Sobald es erhitzt hat, fügen Sie Ente und Sear, bis die Haut gerendert und Fleisch ist goldbraun. Entfernen und 3 Minuten sitzen lassen und dann in Scheiben schneiden. Dienen.

Ernährung: Kalorien 352, Fett 5, Ballaststoffe 3, Kohlenhydrate 7, Protein 5

Kirschtomaten, Avocado &

Hühnersalat

Zubereitungszeit: 1 Stunde 30 Minuten

Kochzeit: 25-75 Minuten

Portionen: 2

Zutaten:

•1 Hühnerbrust

•1 Avocado, in Scheiben geschnitten

•10 Stück halbierte Kirschtomaten

•2 Tassen gehackter Salat

•2 EL Olivenöl

•1 EL Limettensaft

•1 Knoblauchzehe, zerkleinert

•Salz und schwarzer Pfeffer nach Geschmack

•2 TL Ahornsirup

Wegbeschreibungen:

1.Bereiten Sie ein Wasserbad vor und legen Sie den Sous Vide hinein. Set auf 138 F. Legen Sie das Huhn in einen vakuumverschließbaren Beutel. Mit Salz und Pfeffer abschmecken. Luft nach der Wasserverdrängungsmethode abgeben, den Beutel versiegeln und in das Wasserbad tauchen. Kochen Sie für 75 Minuten.

2.Sobald der Timer angehalten hat, entfernen Sie das Huhn. Das Öl in einer Pfanne bei mittlerer Hitze erhitzen. Die Brust 30 Sekunden lang annähen und in Scheiben schneiden. In einer Schüssel Knoblauch, Limettensaft, Ahornsirup und Olivenöl kombinieren. Salat, Kirschtomaten und Avocado dazugeben. Gut mischen. Den Salat auftellern und mit Huhn bewerfen.

Ernährung: Kalorien 352, Fett 5, Ballaststoffe 3, Kohlenhydrate 7, Protein 5

Green Chicken Curry With & Nudeln

Zubereitungszeit: 3 Stunden

Kochzeit: 25-75 Minuten

Portionen: 2

Zutaten:

- 1 Hähnchenbrust, ohne Knochen und hautlos

- Salz und schwarzer Pfeffer nach Geschmack

- 1 Dose (5 oz Kokosmilch

- 2 EL grüne Currypaste

- 13/4 Tassen Hühnerbrühe

- 1 Tasse Shiitake Pilze

- 5 Kaffir-Kalkblätter, halbiert

- 2 EL Fischsauce

- 1 1/2 EL Zucker

- 1/2 Tasse Thai Basilikumblätter, grob gehackt

- 2 oz gekochte Eiernudelnester

- 1 Tasse Koriander, grob gehackt

- 1 Tasse Bohnensprossen

- 2 EL gebratene Nudeln

- 2 rote Chilis, grob gehackt

Wegbeschreibungen:

1.Bereiten Sie ein Wasserbad vor und legen Sie den Sous Vide hinein. Das Huhn mit Salz und Pfeffer würzen. Legen Sie es in einen vakuumverschließbaren Beutel. Luft nach der Wasserverdrängungsmethode abgeben, den Beutel versiegeln und in das Wasserbad tauchen. Kochen Sie für 90 Minuten.

2.Passed 35 Minuten, erhitzen Sie einen Topf bei mittlerer Hitze und rühren Sie die grüne Currypaste und die Hälfte Kokosmilch. 5-10 Minuten kochen, bis sich der Kokosmilchstern verdickt. Fügen Sie den Hühnerbrühe und den Rest der Kokosmilch hinzu. Kochen Sie wieder für 15 Minuten.

3.Senken Sie die Hitze und fügen Sie die Kaffir Limettenblätter, Shiitake Pilze, Zucker und Fischsauce. Mindestens 10 Minuten kochen. Von der Hitze nehmen und das Basilikum hinzufügen.

4.Sobald der Timer angehalten hat, entfernen Sie den Beutel und lassen Sie die Kühlung für 5 Minuten dann in winzige Scheiben hacken. In einer Suppenschüssel die Currysauce, die gekochten Nudeln und das Huhn servieren. Top mit Bohnensprossen, Koriander, Chilischoten und gebratenen Nudeln.

Ernährung: Kalorien 352, Fett 5, Ballaststoffe 3, Kohlenhydrate 7, Protein 5

Türkei Burger

Zubereitungszeit: 20 Minuten + inaktive Zeit

Kochzeit: 1 Stunde

Portionen: 6

Zutaten:

• 2lb. gemahlener magerer Truthahn

• 1 Schalotte, gehackt

• 1/2 Tasse Petersilie, gehackt

• 1/2 Tasse sonnengetrocknete Tomaten, in Öl verpackt, gehackt

• 2 Knoblauchzehen, gehackt

• 1 Teelöffel trockenes Senfpulver

• 1 Teelöffel Paprikapulver

• Salz und Pfeffer, nach Geschmack

Wegbeschreibungen:

Kombinieren Sie alle Zutaten in einer Schüssel.

1.Form die Mischung in 6 Patties. Die Patties auf einem mit

Pergamentpapier ausgekleideten Backblech anrichten.

Einfrieren 4 Stunden.

2.Preheat Sous Vide Herd auf 145F.

3.Legen Sie jede Patty in eine Sous Vide Tasche und

Vakuumdichtung.

4.Platz in einem Wasserbad 60 Minuten.

5.Finishing Schritte:

6.Entfernen Sie die Tasche aus dem Herd.

7.Öffnen Sie die Tasche und entfernen Sie die Patties.

8.Erhitzen Sie eine Grillpfanne bei mittlerer Hitze. Sear die

Patties für 1 Minute pro Seite.

9.Servieren Sie mit frischem Salat und frischen Brötchen.

Ernährung: Kalorien 334, Fett 33, Ballaststoffe 3,

Kohlenhydrate 14, Protein 7

Gnocchi Kissen und karamellisierte Erbsen mit Parmesan

Zubereitungszeit: 20 Minuten , Kochzeit: 30 Minuten ,

Portionen: 2

Zutaten:

•1 Packung, im Laden gekaufte Gnocchi

•1 Esslöffel, ungesalzene Butter

•1/2, dünn geschnittene süße Zwiebel

•Salz

•Frisch gemahlener schwarzer Pfeffer

•1/2 Tasse, gefrorene Erbsen

•1/4 Tasse, schwere Sahne

•1/2 Tasse, geriebener Parmesan

Wegbeschreibungen:

1.Bereiten Sie Ihr Sous Vide Wasserbad vor, indem Sie Ihren

Tauchkocher tauchen und die Temperatur auf 183oF erhöhen

2.Nehmen Sie eine große Reißverschlusstasche und fügen Sie

Gnocchi in die Tasche

3.Seal mit Tauchmethode und Kochen für 1 und a 1/2

Stunden

4.Nehmen Sie eine gusseiserne Pfanne und legen Sie es über

mittlere Hitze

5.Butter hinzufügen und die Butter schmelzen lassen

6.Zwiebel hinzufügen und mit Salz und Sauté 3 Minuten

würzen

7.Hinzufügen gefrorene Erbsen, Creme und köcheln

8.Stir in Gnocchi und rühren gut mit der Sauce zu beschichten

9.Saison mit Pfeffer und Salz

10.Transfer auf eine Platte und servieren!

Ernährung: Kalorien 260, Kohlenhydrate 5 g, Fette 20 g,

Protein 15 g

Milky Kokoshuhn

Zubereitungszeit: 75 Minuten

Kochzeit: 25-75 Minuten

Portionen: 2

Zutaten:

• 2 Hähnchenbrust

• 4 EL Kokosmilch

• Salz und schwarzer Pfeffer nach Geschmack

• Für Sauce

• 4 EL Sataysauce

• 2 EL Kokosmilch

• Dash von Tamari-Sauce

Wegbeschreibungen:

Bereiten Sie ein Wasserbad vor und legen Sie den Sous Vide

hinein. Eingestellt auf 138 F.

1.Das Huhn in einen vakuumverschließbaren Beutel geben

und mit Salz und Pfeffer abschmecken. 4 EL Milch

hinzufügen. Luft nach der Wasserverdrängungsmethode

abgeben, den Beutel versiegeln und in das Wasserbad

tauchen. 60 Minuten kochen.

2.Sobald der Timer angehalten hat, entfernen Sie den Beutel.

Kombinieren Sie die Zutaten der Sauce und Mikrowelle für 30

Sekunden. Das Huhn in Scheiben schneiden. In einem Teller

servieren und mit der Sauce glasieren.

Ernährung: Kalorien 352, Fett 5, Ballaststoffe 3, Kohlenhydrate

7, Protein 5

Orange Gans Confit

Zubereitungszeit: 12 Stunden 7 Minuten + Abkühlzeit

Kochzeit: 25-75 Minuten

Portionen: 6

Zutaten:

3 Lorbeerblätter

• 6 Gänsebeine

• 10 TL Salz

• 6 Knoblauchzehen, zerschlagen

• 1 frischer Rosmarinzweig,

• 11/2 Tassen Gänsefett

• 1 TL Pfefferkörner

• Zest von 1 Orange

Wegbeschreibungen:

1.Bürsten Sie die Gänsebeine mit dem Knoblauch, Salz,

Pfefferkörner und Rosmarin. Bedecken und im Kühlschrank

12 bis 24 Stunden abkühlen lassen. Bereiten Sie ein Wasserbad

vor und legen Sie den Sous Vide hinein. Auf 172 F. Die Gans

aus dem Kühlschrank nehmen und mit Küchentuch trocknen.

2.Legen Sie die Gans, Gänsefett, Lorbeerblätter, Pfefferkörner

und Orangenschale in einen vakuumverschließbaren Beutel.

Luft nach der Wasserverdrängungsmethode abgeben, den

Beutel versiegeln und in das Wasserbad tauchen. Kochen Sie

für 12 Stunden.

3.Sobald der Timer angehalten hat, entfernen Sie die Gans aus

dem Beutel und reinigen Sie den Fettüberschuss. Erhitzen Sie

eine Pfanne bei großer Hitze und nähen Sie die Gans für 5-7

Minuten, bis knusprig.

Ernährung: Kalorien 352, Fett 5, Ballaststoffe 3, Kohlenhydrate

7, Protein 5

Pesto Huhn Mini-Bisse mit Avocado

Zubereitungszeit: 1 Stunde 40 Minuten

Kochzeit: 25-75 Minuten

Portionen: 2

Zutaten:

•1 Hühnerbrust, ohne Knochen, hautlos, gebuttert

•Salz und schwarzer Pfeffer nach Geschmack

•1 EL Salbei

•3 EL Olivenöl

•1 EL Pesto

•1 Zucchini, in Scheiben geschnitten

•1 Avocado

•1 Tasse frische Basilikumblätter

Wegbeschreibungen:

1.Bereiten Sie ein Wasserbad vor und legen Sie den Sous Vide hinein. Eingestellt auf 138 F.

2.Pulver die Hühnerbrust, bis sie verdickt. Mit Salbei, Pfeffer

und Salz abschmecken. Legen Sie es in einen

vakuumverschließbaren Beutel. 1 EL Öl und Pesto

hinzufügen. Luft nach der Wasserverdrängungsmethode

abgeben, den Beutel versiegeln und in das Wasserbad

tauchen. Kochen Sie für 75 Minuten. Nach 60 Minuten 1 EL

Olivenöl in einer Pfanne bei mittlerer Hitze erhitzen, die

Zucchini und 1/4 Tasse Wasser hinzufügen. Kochen, bis das

Wasser verdunstet ist. Sobald der Timer angehalten hat,

entfernen Sie das Huhn aus dem Beutel.

3.Erhitzen Sie das restliche Olivenöl in einer Pfanne bei

mittlerer Hitze und nähen Sie das Huhn für 2 Minuten pro

Seite. Beiseite stellen und abkühlen lassen. Das Huhn in

winzige Scheiben schneiden wie die Zucchini. Die Avocado

auf die gleiche Größe schneiden. Das Huhn mit

Avocadoscheiben auf der Oberseite servieren. Mit

Zucchinischeiben und Basilikum garnieren.

Ernährung: Kalorien 352, Fett 5, Ballaststoffe 3, Kohlenhydrate

7, Protein 5

Dill & Rosemary Türkei Brust

Zubereitungszeit: 1 Stunde 50 Minuten

Kochzeit: 25-75 Minuten

Portionen: 2

Zutaten:

•1 Pfund knochenlose Putenbrüste

•Salz und schwarzer Pfeffer nach Geschmack

•3 frische Dillzweige

•1 frischer Rosmarinzweig, gehackt

•1 Lorbeerblatt

Wegbeschreibungen:

1.Bereiten Sie ein Wasserbad vor und legen Sie den Sous Vide

hinein. Eingestellt auf 146 F.

2.Erhitzen Sie eine Pfanne bei mittlerer Hitze, Legen Sie den

Truthahn und Sear für 5 Minuten. Reservieren Sie das Fett.

Den Truthahn mit Salz und Pfeffer würzen. Pute, Dill,

Rosmarin, Lorbeerblatt und reserviertes Fett in einen

vakuumversiegelbaren Beutel geben. Luft nach der Wasserverdrängungsmethode abgeben, den Beutel versiegeln und in das Wasserbad tauchen. Kochen Sie für 1 Stunde und 30 Minuten.

3.Erhitzen Sie eine Pfanne bei großer Hitze. Sobald der Timer angehalten hat, entfernen Sie den Truthahn und übertragen Sie ihn in die Pfanne. 5 Minuten lang sear.

Ernährung: Kalorien 352, Fett 5, Ballaststoffe 3, Kohlenhydrate 7, Protein 5

Mittagessen

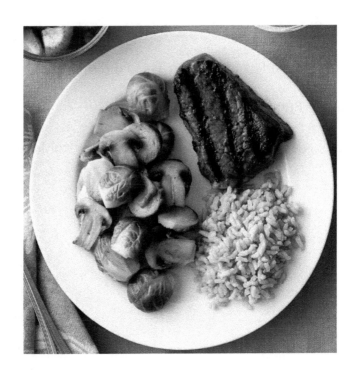

Rindergulasch

Zubereitungszeit: 20 Minuten, Kochzeit: 12 Stunden,

Portionen: 8

Zutaten:

- 2lb. Eintopffleisch

- 1/2 Teelöffel Knoblauchpulver

- 1/2 Teelöffel geräucherter Paprika

- 1 Zwiebel, gehackt

- 4 Knoblauchzehen, gehackt

- 2 Esslöffel geräucherter Paprika

- 28Unzen können zerkleinerte Tomaten

- 1 Tasse Rinderbrühe

- 1 Esslöffel Allzweckmehl

- 4 Esslöffel Wasser

- 1/2 Tasse gehackte Petersilie

- Salz und Pfeffer, nach Geschmack

Wegbeschreibungen:

1.Preheat Sous Vide Herd auf 131oF.

2.Schneiden Sie das Eintopffleisch in Würfel und würzen Sie

mit Knoblauchpulver und Paprika.

3.Platz in Sous Vide Tasche und Vakuum versiegeln Sie den

Beutel.

4.Tauchen Sie in Wasser und kochen 24 Stunden.

5,3 Stunden vor dem Kochzyklus alle restlichen Zutaten

(außer Mehl und Wasser) in Sous Vide Beutel kombinieren.

6.Vakuum versiegeln Sie den Beutel und tauchen Sie in

Wasser. Kochen Sie 3 Stunden.

7.Entfernen Sie beide Taschen aus dem Sus Vide Herd und in

einen großen Topf übertragen.

8.Bei mittlerer Hitze köcheln lassen.

9.Mehl in kaltem Wasser auflösen und die Mehlmischung in

den Eintopf rühren.

10.Simmer bis verdickt.

11.Saison nach Geschmack und rühren in der Petersilie. Warm

servieren.

Ernährung: Kalorien 349,8, Kohlenhydrate 16,5 g, Fette 15 g,

Protein 37,2 g

Lammschulter

Zubereitungszeit: 10 Minuten, Kochzeit: 8 Stunden, Portionen:

10

Zutaten:

•2 Pfund Lammschulter, Knochen entfernt

•1 Knoblauchzehe

•2 EL Olivenöl

•2 Rosmarinzweige

•Salz und Pfeffer nach Geschmack

Wegbeschreibungen:

1.Das Wasserbad auf 180oF vorheizen.

2.Würzen Sie den Lammschaft mit Salz und Pfeffer.

3.Put das Lamm in den Vakuumbeutel, Hinzufügen von

Rosmarin-Zweige, Olivenöl und Knoblauch.

4.Versiegeln Sie den Beutel.

5.Stellen Sie den Koch-Timer für 8 Stunden.

6.Servieren Sie mit gekochten Kartoffeln gießen die Kochsäfte

über.

Ernährung: Kalorien 225, Kohlenhydrate 7 g, Fette 13 g,

Protein 20 g

Herbed Rack des Lammes

Zubereitungszeit: 20 Minuten, Kochzeit: 2 1/2 Stunden,

Portionen: 4

Zutaten:

• 2 Lammgestelle, Französisch*

• 2 Teelöffel Kräuter de Provence

• Salz und Pfeffer nach Geschmack

• Sauce:

• 2 Esslöffel Butter

• 1 Knoblauchzehe, gehackt

• 1 Teelöffel gehackter Thymian

• 2 Teelöffel frische Minze

• 1/2 Teelöffel Zwiebelpulver

Wegbeschreibungen:

1.Füllen Sie den Sous Vide Herd mit Wasser und Hitze auf

134oF.

2.Würzen Sie das Rack großzügig mit Salz und Pfeffer.

3.Sprinkle mit Kräutern de Provence und legen Sie die Regale in Sous Vide Kochtaschen.

4.Vakuum versiegeln Sie die Racks und tauchen Sie in Wasser.

5.Kochen Sie das Lamm 2 1/2 Stunden.

6.Entfernen Sie die Racks aus der Tasche. Beiseite legen und trocken klopfen.

7.Butter in einem Topf bei mittlerer Hitze schmelzen.

8.In Knoblauch, Thymian, Minze und Zwiebelpulver rühren.

9.Bürsten Sie das Lamm mit Butter und Sear in einer erhitzten Pfanne bei mittlerer Hitze.

10.Servieren Sie warm, aber vor dem Servieren Scheibe in Regale.

Ernährung: Kalorien 500, Kohlenhydrate 20,8 g, Fette 25,8 g, Protein 46,2 g

Thymian Knoblauch Lamm Koteletts

Zubereitungszeit: 10 Minuten, Kochzeit: 2 Stunden, Portionen:

4

Zutaten:

•8 Lammkoteletts

•2 Esslöffel gehackter Knoblauch

•4 Zweige frischer Thymian

•4 Esslöffel Olivenöl

•1/2 Esslöffel Zitronenschale

•Salz und Pfeffer, nach Geschmack

Wegbeschreibungen:

1.Preheat Sous Vide Herd auf 140oF.

2.Generously Würze mit Salz und Pfeffer würzen.

3.Legen Sie die Lammkoteletts in eine Kochtüte, zusammen

mit Knoblauch, Thymian, Olivenöl und Zitronenschale.

4.Vakuum versiegeln Sie die Säcke und tauchen Sie in Wasser.

5.Kochen Sie die Lammkoteletts 2 Stunden.

6.Entfernen Sie die Tasche aus einem Herd.

7.Pat trocken und beiseite legen.

8.Erhitzen Sie etwas Öl in einer Pfanne. Sear die Koteletts 2

Minuten pro Seite, oder verwenden Sie eine Taschenlampe,

um eine schöne Kruste zu schaffen.

9.Serve warm.

Ernährung: Kalorien 521, Kohlenhydrate 22,2 g, Fette 26,6 g,

Protein 48,1 g

Rotwein Pflaumestrauch

Zubereitungszeit: 15 Minuten, Kochzeit: 1 Stunde 30 Minuten,

Portionen: 8

Zutaten

- 2 Tassen rote Pflaume, entsteint, gewürfelt

- 1 Tasse ultrafeinen Zucker

- 1 Tasse Rotwein

- 1 Tasse Rotweinessig

- 1 Zimtstab

- 1 Nelken

- 1/2 Teelöffel Vanillebohnenpaste

Wegbeschreibungen:

1.Bereiten Sie Ihr Sous Vide Wasserbad mit Ihrem

Tauchzirkulator vor und erhöhen Sie die Temperatur auf

180oF.

2.Fügen Sie alle aufgeführten Zutaten zu einem

wiederverschließbaren Beutel hinzu.

3.Seal mit der Tauchmethode und kochen für 90 Minuten.

4.Strain und entsorgen Sie die Zimtstange, Nelken und

Pflaumen.

5.Chill und servieren!

Ernährung: Kalorien 28, Kohlenhydrate 2 g, Fette 0 g, Protein

5 g

Abendessen

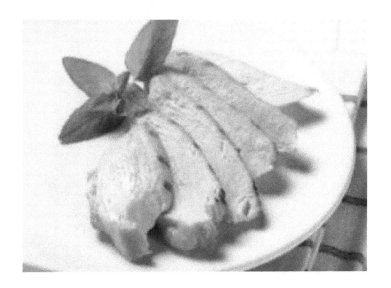

Huhn und Salsa

Zubereitungszeit: 10 Minuten

Kochzeit: 1 Stunde

Portionen: 4

Zutaten:

- 1 Pfund Hähnchenbrust, hautlos, knochenlos und gewürfelt

- Eine Prise Salz und schwarzer Pfeffer

- 1 Tasse Kirschtomaten, gewürfelt

- 1 Tasse Avocado, geschält, entsteint und gewürfelt

- 1 Esslöffel Basilikum, gehackt

- Saft von 1 Limette

- 2 Esslöffel Avocadoöl

- 1/2 Tasse schwarze Oliven, entsteint und halbiert

- 3 Frühlingszwiebeln, gehackt

- 1 Esslöffel Balsamico-Essig

Wegbeschreibungen:

1.In eine große Sous-Vide-Tasche, mischen Sie das Huhn mit den Tomaten, Avocado und den anderen Zutaten, versiegeln Sie den Beutel und kochen Sie im Wasserbad bei 180 Grad F für 1 Stunde.

2.Teilen Sie die Mischung zwischen den Platten und servieren.

Ernährung: Kalorien 201 Fett 7 Ballaststoffe 3 Kohlenhydrate 6 Protein 8

Ingwer Türkei

Zubereitungszeit: 10 Minuten

Kochzeit: 50 Minuten

Portionen: 4

Zutaten:

• 1 Pfund Putenbrust, hautlos, knochenlos und gewürfelt

• 1 Esslöffel Ingwer, gerieben

• 1 Esslöffel Balsamico-Essig

• Saft aus 1/2 Limette

• 3 Jakobsmuscheln, gehackt

• 1/4 Tasse Schnittlauch, gehackt

• Eine Prise Salz und schwarzer Pfeffer

• 1 Esslöffel Schnittlauch, gehackt

Wegbeschreibungen:

1.In eine Sous-Vide-Tasche, mischen Sie den Truthahn mit

ingwer, Essig und den anderen Zutaten, versiegeln Sie den

Beutel und kochen Sie im Wasserofen bei 185 Grad F für 50

Minuten.

2.Teilen Sie alles zwischen den Tellern und servieren.

Ernährung: Kalorien 234 Fett 14 Ballaststoffe 4 Kohlenhydrate

7 Protein 15

Huhn und Lime Rotkohl

Zubereitungszeit: 10 Minuten

Kochzeit: 1 Stunde

Portionen: 4

Zutaten:

• 1 Pfund Hähnchenbrust, hautlos, knochenlos und gewürfelt

• 1 Tasse Rotkohl, geschreddert

• Saft von 1 Limette

• Zest von 1 Limette, gerieben

• 2 Esslöffel Olivenöl

• 2 Esslöffel Balsamico-Essig

• Eine Prise Salz und schwarzer Pfeffer

• 1 Esslöffel Schnittlauch, gehackt

• 1 Esslöffel Rosmarin, gehackt

Wegbeschreibungen:

1.In eine große Sous-Vide-Tasche, mischen Sie das Huhn mit

dem Kohl, Limettensaft und den anderen Zutaten, versiegeln

Sie den Beutel, tauchen Sie in das Wasserbad, kochen Sie bei 180 Grad F für 1 Stunde, teilen Sie zwischen Tellern und servieren.

Ernährung: Kalorien 264, Fett 13,2, Ballaststoffe 0,7, Kohlenhydrate 1,9, Protein 33,2

Türkei und Kartoffeln

Zubereitungszeit: 10 Minuten

Kochzeit: 1 Stunde

Portionen: 4

Zutaten:

• 1/2 Teelöffel Chilipulver

• 3 Knoblauchzehen, gehackt

• Eine Prise Salz und schwarzer Pfeffer

• 1 Esslöffel Koriander, gehackt

• 1 Pfund Putenbrust, hautlos, knochenlos und in Scheiben geschnitten

• 1/2 Pfund Goldkartoffeln, geschält und in Keile geschnitten

• 1 rote Zwiebel, in Scheiben geschnitten

• 2 Esslöffel Avocadoöl

• Saft von 1/2 Zitrone

Wegbeschreibungen:

1.In einen Sous-Vide-Beutel, mischen Sie den Truthahn mit den Kartoffeln, Zwiebeln und den anderen Zutaten, versiegeln Sie den Beutel und kochen Sie im Wasserofen bei 185 Grad F für 1 Stunde.

2.Teilen Sie die Mischung zwischen den Platten und servieren.

Ernährung: Kalorien 263 Fett 13 Ballaststoffe 2 Kohlenhydrate 7 Protein 15

Limeduck und Auberginen-Mix

Zubereitungszeit: 10 Minuten

Kochzeit: 1 Stunde

Portionen: 4

Zutaten:

• Zest von 1 Limette, gerieben

• 1 rote Zwiebel, gehackt

• 4 Knoblauchzehen, gehackt

• 1 Esslöffel Schnittlauch, gehackt

• Eine Prise Salz und schwarzer Pfeffer

• 2 Pfund Entenbrust, hautlos, knochenlos und gewürfelt

• 2 Esslöffel Olivenöl

• 2 Auberginen, gewürfelt

• Saft von 1 Limette

Wegbeschreibungen:

1.In eine große Sous-Vide-Tasche, mischen Sie die Ente mit

dem Öl, Auberginen und den anderen Zutaten, versiegeln Sie

den Beutel und kochen Sie im Wasserbad bei 180 Grad F für 1

Stunde.

2.Teilen Sie alles zwischen den Tellern und servieren.

Ernährung: Kalorien 263 Fett 12 Ballaststoffe 3 Kohlenhydrate

6 Protein 14

Kokos-Türkei

Zubereitungszeit: 10 Minuten

Kochzeit: 50 Minuten

Portionen: 4

Zutaten:

• 2 Esslöffel Avocadoöl

• 3 Jakobsmuscheln, gehackt

• 1 Esslöffel Garam Masala

• Eine Prise Salz und schwarzer Pfeffer

• 1 Esslöffel Schnittlauch, gehackt

• 2 Pfund Putenbrust, hautlos, knochenlos und gewürfelt

• 1 Tasse Kokoscreme

• 1 Esslöffel Kalkschale, gerieben

• 1 Esslöffel Limettensaft

Wegbeschreibungen:

1.In eine große Sous-Vide-Tasche, mischen Sie den Truthahn

mit der Sahne, limetten Saft und den anderen Zutaten,

versiegeln Sie den Beutel und kochen Sie im Wasserbad bei

180 Grad F für 50 Minuten.

2.Teilen Sie die Mischung zwischen den Platten und servieren.

Ernährung: Kalorien 263 Fett 12 Ballaststoffe 3 Kohlenhydrate

7 Protein 15

BBQ Chicken Wings

Zubereitungszeit: 10 Minuten

Kochzeit: 1 Stunde

Portionen: 4

Zutaten:

- 1/2 Teelöffel Chilipulver

- 1/2 Teelöffel Kreuzkümmel, gemahlen

- Eine Prise Salz und schwarzer Pfeffer

- 2 Pfund Hühnerflügel

- 1/2 Tasse Bbq Sauce

- 2 Esslöffel Avocadoöl

- 2 Esslöffel Schnittlauch, gehackt

Wegbeschreibungen:

1.In eine große Sous-Vide-Tasche, mischen Sie die Hähnchenflügel mit der Grillsauce und den anderen Zutaten, drehen Sie den Beutel und kochen Sie im Wasserbad bei 175 Grad F für 1 Stunde.

2.Teilen Sie die Hühnerflügel zwischen den Tellern und

servieren.

Ernährung: Kalorien 263 Fett 12 Ballaststoffe 2 Kohlenhydrate

7 Protein 18

Huhn und Spargel

Zubereitungszeit: 5 Minuten

Kochzeit: 1 Stunde

Portionen: 4

Zutaten:

• 1 Pfund Hähnchenbrust, hautlos, knochenlos und gewürfelt

• 2 Esslöffel Avocadoöl

• 1/2 Pfund Spargel, getrimmt und halbiert

• 2 Knoblauchzehen, gehackt

• 1/2 Teelöffel süße Paprika

• 1 Tasse Hühnerbrühe

• 1 Esslöffel Koriander, gehackt

• Eine Prise Salz und schwarzer Pfeffer

Wegbeschreibungen:

1.In eine große Sous-Vide-Tasche, mischen Sie das Huhn mit dem Öl, und die anderen Zutaten außer dem Spargel und kochen im Wasserbad bei 180 Grad F für 50 Minuten.

2.Öffnen Sie den Beutel, fügen Sie den Spargel hinzu,

versiegeln Sie den Beutel wieder, kochen Sie weitere 10

Minuten, teilen Sie alles auf teller und servieren.

Ernährung: Kalorien 200 Fett 13 Ballaststoffe 2 Kohlenhydrate

5 Protein 16

Salbei Türkei und Oliven

Zubereitungszeit: 5 Minuten

Kochzeit: 1 Stunde

Portionen: 4

Zutaten:

• 1 Esslöffel Zitronenschale, gerieben

• 2 Esslöffel Olivenöl

• 1/2 Teelöffel Senfsamen, zerkleinert

• Eine Prise Salz und schwarzer Pfeffer

• 1 Esslöffel Schnittlauch, gehackt

• 1 Pfund Putenbrust, hautlos, knochenlos und gewürfelt

• 2 Esslöffel Salbei, gehackt

• Saft von 1/2 Zitrone

• 1 Esslöffel Knoblauch, gehackt

Wegbeschreibungen:

1.In einen großen Sous-Vide-Beutel, mischen Sie den Truthahn

mit Salbei, Zitronensaft und den anderen Zutaten, versiegeln

Sie den Beutel, tauchen Sie in den Wasserofen ein und kochen

Sie 1 Stunde bei 175 Grad F.

2.Teilen Sie die Mischung zwischen den Platten und servieren.

Ernährung: Kalorien 200 Fett 12 Ballaststoffe 2 Kohlenhydrate

6 Protein 15

Türkei und Frühlingszwiebeln

Zubereitungszeit: 10 Minuten

Kochzeit: 50 Minuten

Portionen: 4

Zutaten:

• 2 Pfund Putenbrust, hautlos, knochenlos und gewürfelt

• 1 Tasse Frühlingszwiebeln, gehackt

• 1/4 Tasse Weißwein

• 1/2 Teelöffel süße Paprika

• 1/2 Teelöffel Chilipulver

• 2 Esslöffel Avocadoöl

• 1 Esslöffel Petersilie, gehackt

• Eine Prise Salz und schwarzer Pfeffer

Wegbeschreibungen:

1.In eine große Sous-Vide-Tasche, mischen Sie den Truthahn

mit den Frühlingszwiebeln, Wein und den anderen Zutaten,

versiegeln Sie den Beutel, tauchen Sie in das Wasserbad ein, kochen Sie 50 Minuten bei 175 Grad F, teilen Sie die Mischung

zwischen den Tellern auf und servieren.

Ernährung: Kalorien 222, Fett 6,7, Ballaststoffe 1,6,

Kohlenhydrate 4,8, Protein 34,4

Snack

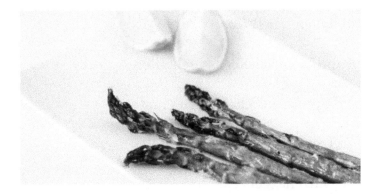

Herby Italienische Wurst Panini

Zubereitungszeit: 3 Stunden 15 Minuten

Portionen: 4

Zutaten

- 1 Pfund italienische Wurst

- 1 rote Paprika, in Scheiben geschnitten

- 1 gelber Paprika, in Scheiben geschnitten

- 1 Zwiebel, in Scheiben geschnitten

- 1 Knoblauchzehe, gehackt

- 1 Tasse Tomatensaft

- 1 TL getrockneter Oregano

- 1 TL getrocknetes Basilikum

- 1 TL Olivenöl

- Salz und schwarzer Pfeffer nach Geschmack

- 4 Brotscheiben

Wegbeschreibungen

1.Bereiten Sie ein Wasserbad vor und legen Sie den Sous Vide hinein. Eingestellt auf 138 F.

2.Legen Sie die Würste in einen vakuumverschließbaren Beutel. Knoblauch, Basilikum, Zwiebel, Pfeffer, Tomatensaft und Oregano in jeden Beutel geben. Luft nach der Wasserverdrängungsmethode abgeben, den Beutel versiegeln und in das Wasserbad tauchen. Kochen Sie für 3 Stunden.

3.Sobald der Timer angehalten hat, entfernen Sie die Würste und übertragen Sie zu einer heißen Pfanne. Braten Sie sie für 1 Minute pro Seite. Beiseite. Die restlichen Zutaten in die Pfanne geben, mit Salz und Pfeffer abschmecken. Kochen, bis Wasser verdunstet ist. Die Würste und die restlichen Zutaten zwischen dem Brot servieren.

Ernährung: Kalorien: 109 Gesamtfett – 10.1g

Gesamtkohlenhydrat: 5.6g Ballaststoffe: 1.9g Protein: 4.8g

Gefüllte Kragengrüns

Zubereitungszeit: 65 Minuten

Portionen: 3

Zutaten:

•1 Pfund Kragengrüns, gedämpft

•1 Pfund mageres Hackfleisch

•1 kleine Zwiebel, fein gehackt

•1 EL Olivenöl

•Salz und schwarzer Pfeffer nach Geschmack

•1 TL frische Minze, fein gehackt

Wegbeschreibungen:

1.Boil einen großen Topf mit Wasser und fügen Sie die Grüns.

Kurz kochen, für 2-3 Minuten. Abtropfen lassen und die

Grüns vorsichtig drücken und beiseite stellen.

2.In eine große Schüssel, kombinieren Sie gemahlenes

Rindfleisch, Zwiebeln, Öl, Salz, Pfeffer und Minze. Gut

umrühren, bis er eingearbeitet ist. Legen Sie Blätter auf Ihre

Arbeitsfläche, Vene Seite nach oben. Verwenden Sie einen Esslöffel der Fleischmischung und legen Sie es in der unteren Mitte jedes Blattes. Falten Sie die Seiten über und rollen Sie fest. Stecken Sie sich in die Seiten und tragen Sie sie vorsichtig in einen großen vakuumverschließbaren Beutel. Versiegeln Sie die Tasche und kochen en sous vide für 45 Minuten bei 167 F.

Ernährung: Kalorien 170, Fett 2, Ballaststoffe 1, Kohlenhydrate 6, Protein 6

Petersilie Calamari Bisse

Zubereitungszeit: 10 Minuten
Kochzeit: 40 Minuten

Portionen: 4

Zutaten:

• 2 Knoblauchzehen, gehackt

• 2 Tassen Calamari Ringe

• 1 Esslöffel Limettensaft

• 1/2 Teelöffel süße Paprika

• 1 Esslöffel Olivenöl

• Salz und schwarzer Pfeffer nach Geschmack

• 1/4 Tasse Petersilie, gehackt

Wegbeschreibungen:

1. In einem Sous-Vide-Beutel, kombinieren Sie den Calamari

mit dem Knoblauch und den anderen Zutaten, versiegeln Sie

den Beutel, tauchen Sie ihn in den vorgeheizten Wasserofen

und kochen Sie ihn 40 Minuten lang bei 130 Grad F.

2. Teilen Sie in Schalen und dienen als Vorspeise.

Ernährung: Kalorien 240, Fett 12, Ballaststoffe 1,

Kohlenhydrate 5, Protein 25

Apfel und Garnelen Salsa

Zubereitungszeit: 10 Minuten

Kochzeit: 30 Minuten

Portionen: 4

Zutaten:

• 2 Pfund Garnelen, geschält und deveined

• 1 Tasse grüner Apfel, entkernt und gewürfelt

• 1 Tasse Kirschtomaten, halbiert

• 2 Esslöffel Balsamico-Essig

• 1 Esslöffel Olivenöl

• Saft von 1/2 Zitrone

• 2 Knoblauchzehen, gehackt

• Salz und schwarzer Pfeffer nach Geschmack

• Saft von 1/2 Zitrone

• 1 Esslöffel Schnittlauch, gehackt

• 2 Thymianfedern, gehackt

Wegbeschreibungen:

1.In eine Sous-Vide-Tasche, kombinieren Sie die Garnelen mit dem Apfel, Tomaten und den anderen Zutaten, versiegeln, in den vorgeheizten Wasserofen tauchen und kochen Sie sie bei 180 Grad F für 30 Minuten.

2.Divide die Mischung Vorspeise Schalen und servieren.

Ernährung: Kalorien 140, Fett 2, Ballaststoffe 1, Kohlenhydrate 8, Protein 10

Kabeljau Salsa

Zubereitungszeit: 10 Minuten

Kochzeit: 40 Minuten

Portionen: 4

Zutaten:

- 1/2 Tasse Frühlingszwiebeln, gehackt

- 2 Pfund Kabeljaufilets, ohne Knochen und gewürfelt

- 1 Tasse Radieschen, gewürfelt

- 1 Tasse Mango, geschält und gewürfelt

- 1 Tasse grüne Oliven, entsteint und halbiert

- Saft von 1 Limette

- 1 Esslöffel Avocadoöl

- 1 Teelöffel Paprikaflocken, zerkleinert

- 1 Esslöffel Petersilie, gehackt

- 5 Knoblauchzehen, gehackt

Wegbeschreibungen:

1.In einem Sous-Vide-Beutel, kombinieren Sie den Kabeljau mit den Frühlingszwiebeln und den anderen Zutaten, versiegeln Sie den Beutel, tauchen Sie in den vorgeheizten Wasserofen und kochen Sie sie bei 180 Grad F für 40 Minuten.

2.Teilen Sie die Mischung in Schüsseln und dienen als Vorspeise.

Ernährung: Kalorien 204, Fett 15, Ballaststoffe 2, Kohlenhydrate 3, Protein 4

Garnelen und Pico De Gallo

Zubereitungszeit: 10 Minuten

Kochzeit: 30 Minuten

Portionen: 4

Zutaten:

- 1 Pfund Garnelen, geschält und deveined

- 1 Esslöffel Olivenöl

- 1/2 Teelöffel süße Paprika

- Eine Handvoll Koriander, gehackt

- 2 Tomaten, gewürfelt

- 1 Jalapeno-Pfeffer, gehackt

- 1/4 Tasse rote Zwiebel, gehackt

- Salz und schwarzer Pfeffer nach Geschmack

- Zest von 1 Limette, gerieben

- 1 Esslöffel Schnittlauch, gehackt

- Saft von 1 Limette

Wegbeschreibungen:

1.In einem Sous-Vide-Beutel, kombinieren Sie die Garnelen mit dem Öl, Paprika und den anderen Zutaten, werfen, versiegeln Sie den Beutel, tauchen Sie in den vorgeheizten Wasserofen und kochen Sie sie bei 185 Grad F für 30 Minuten.

2.Teilen Sie in Schalen und servieren.

Ernährung: Kalorien 100, Fett 2, Ballaststoffe 6, Kohlenhydrate 8, Protein 1

Lachs Salsa

Zubereitungszeit: 10 Minuten

Kochzeit: 40 Minuten

Portionen: 4

Zutaten:

- 1 Pfund Lachsfilets, hautlos, knochenlos und gewürfelt

- 1 Esslöffel Olivenöl

- Salz und schwarzer Pfeffer nach Geschmack

- 1 Teelöffel Kurkuma Pulver

- 2 rote Chilischoten, gehackt

- 1 Teelöffel süße Paprika

- 2 rote Zwiebeln, gehackt

- 1 Tasse Kirschtomaten, halbiert

- 2 Esslöffel Koriander, gehackt

- Saft von 2 Limetten

- Salz und schwarzer Pfeffer nach Geschmack

Wegbeschreibungen:

1.In einem Sous-Vide-Beutel, kombinieren Sie den Lachs mit

dem Öl, Kurkuma und den anderen Zutaten, werfen,

versiegeln Sie den Beutel, tauchen Sie in den vorgeheizten

Wasserofen und kochen Sie sie bei 140 Grad F für 40 Minuten.

2.Teilen Sie in Schalen und dienen als Vorspeise.

Ernährung: Kalorien 250, Fett 14, Ballaststoffe 4,

Kohlenhydrate 5, Protein 15

Dessert

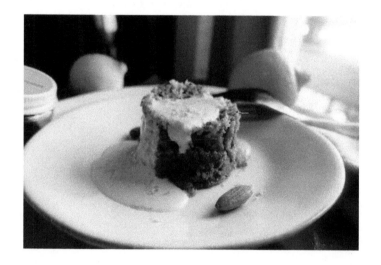

Knoblauch & Rosmarin Püree

Kartoffeln

Zubereitungszeit: 25 Minuten, Kochzeit: 1 Stunde 30 Minuten,

Portionen: 4

Zutaten

• 2 lbs. Russet Kartoffeln

• 5 Stück Knoblauchzehen, geschält, püriert

• 8 Unzen ungesalzene Butter, geschmolzen

• 1 Tasse Vollmilch

• 3 Zweige Rosmarin

• Kosher Salz

• Weißer Pfeffer

Wegbeschreibungen:

1. Bereiten Sie Ihr Wasserbad mit Ihrem Sous Vide

Tauchzirkulator vor und erhöhen Sie die Temperatur auf

194oF

2. Spülen Sie die Kartoffeln gut unter kaltem Wasser

3.Schälen Sie die Kartoffeln und schneiden Sie sie in 1/8 Zoll

dicke Runden

4.Put die Kartoffeln, Knoblauch, Butter, 2 Teelöffel Salz und

Rosmarin in eine schwere, wiederverschließbare Tasche und

Versiegelung mit der Immersion-Methode

5.Kochen für 1 1/2 Stunden

6.Die Mischung abseihen und in eine mittelgroße Schüssel

gießen

7.Übertragen Sie die Kartoffeln in eine große Schüssel und

maischen Sie sie mit einem Kartoffelbrei

8.Stir die geschmolzene Butter und Milch in Ihre

Kartoffelpüree

9.Saison mit Salz und Pfeffer

10.Garnish mit Rosmarin und servieren!

Ernährung: Kalorien 102, Kohlenhydrate 6 g, Fette 6 g, Protein

6 g

Tangerine Ice Cream

Zubereitungszeit: 10 Minuten, Kochzeit: 24 Stunden und 30

Minuten, Portionen: 6

Zutaten:

• 1 Tasse Mandarine (nur Saft und Fruchtfleisch)

• 2 Tassen schwere Sahne

• 6 frische Eigelbe

• 1/2 Tasse Milch

• 1/2 Tasse weißer Zucker

• 1/4 Tasse süße Kondensmilch

• Eine Prise Salz

Wegbeschreibungen:

1.In eine große Schüssel, kombinieren Sie alle Zutaten und

schneebestreuen Sie gut, bis sie gerade.

2.Sorgfältig gießen Sie die Mischung in den Vakuumbeutel

und versiegeln Sie es.

3.Kochen Sie für 30 Minuten im Wasserbad, zuvor auf 185oF

vorgewärmt.

4.Wenn die Zeit verstrichen ist, kühlen Sie den Vakuumbeutel

schnell ab, ohne ihn zu öffnen. Um dies zu tun, legen Sie es in

große Schüssel oder Behälter, gefüllt mit Eis und Wasser.

5.Kühlen Sie den Vakuumbeutel 24 Stunden lang mit Eis.

6.Die Mischung vorsichtig auf eine Eismaschine übertragen

und gemäß den Anweisungen kochen.

Ernährung: Kalorien 152, Kohlenhydrate 17 g, Fette 8 g,

Protein 3 g

Citrus Confit

Zubereitungszeit: 10 Minuten, Kochzeit: 1 Stunde, Portionen:

15

Zutaten:

1.2 Zitronen, in Scheiben geschnitten

2.1 orange, in Scheiben geschnitten

3.1 Kalk, in Scheiben geschnitten

4.1/2 Tasse Zucker

5.1/2 Tasse Salz

Wegbeschreibungen:

1.In eine große Schüssel, kombinieren Sie alle Zutaten und

mischen Sie gut, um sicherzustellen, dass die Früchte

gleichmäßig mit Salz und Zucker bedeckt sind.

2.Sorgfältig die Mischung in den Vakuumbeutel geben und

versiegeln.

3.Kochen Sie für 1 Stunde im Wasserbad, zuvor auf 185oF

vorgewärmt.

4.Dieses Confit ist sehr reich an Vitaminen und kann im

Kühlschrank für mindestens 1 Monat gelagert werden.

Ernährung: Kalorien 90, Kohlenhydrate 17 g, Fette 2 g, Protein

1 g

Kartoffel-Confit

Zubereitungszeit: 15 Minuten, Kochzeit: 1 Stunde, Portionen:

4

Zutaten

• 1 Pfund kleine rote Kartoffeln

• 1 Teelöffel koscheres Salz

• 1/4 Teelöffel gemahlener weißer Pfeffer

• 1 Teelöffel gehackter frischer Rosmarin

• 2 Esslöffel ganze Butter

• 1 Esslöffel Maisöl

Wegbeschreibungen:

1.Bereiten Sie das Sous Vide Wasserbad mit Ihrem

Tauchzirkulator vor und erhöhen Sie die Temperatur auf

190oF

2.Dann die Kartoffeln halbieren, die Kartoffeln vorsichtig mit

Rosmarin, Salz und Pfeffer würzen

3.Mischen Sie die Kartoffeln mit Butter und Öl

4.Übertragen Sie sie auf einen schweren,

wiederverschließbaren Beutel und Dichtung mit der

Tauchmethode

5.Tauchen Sie unter Wasser und kochen für 60 Minuten

6.Einmal fertig, fügen Sie sie in eine große Schüssel, fügen Sie

die zusätzliche Butter und servieren

Ernährung: Kalorien 334, Kohlenhydrate 53 g, Fette 10 g,

Protein 8 g

Blumenkohl-Mash

Zubereitungszeit: 10 Minuten, Kochzeit: 2 Stunden, Portionen:

4

Zutaten

• 1 Pfund getrimmter Blumenkohl

• 1/2 Teelöffel Knoblauchpulver

• 1 Teelöffel koscheres Salz

• 1 Esslöffel Butter

• 1 Esslöffel schwere Schlagsahne

Wegbeschreibungen:

1.Bereiten Sie das Sous Vide Wasserbad mit Ihrem

Tauchzirkulator vor und erhöhen Sie die Temperatur auf

183oF

2.Fügen Sie den Blumenkohl, Salz, Knoblauchpulver und

schwere Schlagsahne in einem großen wiederverschließbaren

Beutel und Versiegelung mit der Tauchmethode

3.Kochen für ca. 2 Stunden

4.Gießen Sie den Inhalt in einen Mixer und Püree

5.Saison und servieren!

Ernährung: Kalorien 336, Kohlenhydrate 14 g, Fette 28 g,

Protein 7 g

Grüne und Schalotten Mix

Zubereitungszeit: 10 Minuten

Kochzeit: 20 Minuten

Portionen: 4

Zutaten:

•1 Tasse Kirschtomaten halbiert

•1 Esslöffel Olivenöl

•Salz und schwarzer Pfeffer nach Geschmack

•2 Esslöffel Sojasauce

•2 Teelöffel Ingwer, gerieben

•2 Tassen Senfgrüns, gerissen

•1 Tasse Schalotten, gehackt

•1/2 Tasse schwarze Oliven, entsteint und halbiert

Wegbeschreibungen:

1.In einem Sous-Vide-Beutel die Grüns mit den Schalotten

und den anderen Zutaten kombinieren, werfen, den Beutel

versiegeln, in den vorgeheizten Wasserofen tauchen und 20 Minuten bei 180 Grad F kochen.

2.Unterteilen Sie zwischen Tellern und dienen als Beilage.

Ernährung: Kalorien 140 Fett 2 Ballaststoffe 1 Kohlenhydrate 6 Protein 7

Jalapeno Greens Mix

Zubereitungszeit: 10 Minuten

Kochzeit: 20 Minuten

Portionen: 4

Zutaten:

• 1 Esslöffel Avocadoöl

• 1 Teelöffel Koriandersamen

• 1 Tasse Schalotten, gehackt

• 1 Esslöffel Knoblauch, gehackt

• 1 Esslöffel Ingwer, gerieben

• Salz und schwarzer Pfeffer nach Geschmack

• 1/2 Teelöffel Paprika

• 1 Pfund Senfgrün, gerissen

• 1 Tasse roter Mangold, gerissen

• 1 Tasse BabyGrünkohl

• 2 Jalapeno-Pfeffer, gehackt

•1 Esslöffel Balsamico-Essig

Wegbeschreibungen:

1.In eine Sous-Vide-Tasche, kombinieren Sie die Grüns mit

den Jalapenos und den anderen Zutaten, versiegeln Sie den

Beutel, tauchen Sie in den vorgeheizten Wasserofen und

kochen Sie bei 185 Grad F für 20 Minuten.

2.Teilen Sie die Mischung zwischen den Tellern und dienen

als Beilage.

Ernährung: Kalorien 143 Fett 6 Ballaststoffe 3 Kohlenhydrate 7

Protein 7

Squash Casseroles

Zubereitungszeit: 30 Minuten, Kochzeit: 1 Stunde, Portionen:

4

Zutaten

• 2 Esslöffel ungesalzene Butter

• 3/4 Tasse Zwiebel, gehackt

• 11,5 lbs. Zucchini, in der Längsrichtung geviertelt und in 1/4

Zoll dicke Stücke geschnitten

• Kosher Salz

• Gemahlener schwarzer Pfeffer

• 1/2 Tasse Vollmilch

• 2 große ganze Eier

• 1/2 Tasse zerbröckelt einfache Kartoffelchips zum Servieren

Wegbeschreibungen:

1. Bereiten Sie Ihr Wasserbad mit Ihrem Sous Vide

Tauchzirkulator vor und erhöhen Sie die Temperatur auf

176oF

2.Nehmen Sie 4 x 1-Pint Dosengläser und fetten Sie sie

3.Nehmen Sie eine große Pfanne und legen Sie es über mittlere

Hitze. Butter hinzufügen, buttern

4.Fügen Sie die Zwiebeln und sauté für 7 Minuten

5.Die Zucchini und die Sauté 10 Minuten anbraten und mit

Pfeffer und Salz abschmecken

6.Teilen Sie die Zucchini-Mischung in die gefetteten Gläser

und lassen Sie sie abkühlen

7.Die Milch, das Salz und die Eier in einer Schüssel rühren

8.Grind etwas Pfeffer und gut mischen

9.Teilen Sie die Mischung unter die Gläser und legen Sie die

Deckel lose auf

10.Tauchen Sie unter Wasser und kochen für 60 Minuten

11.Lassen Sie für einige Minuten abkühlen und über

Kartoffelchips servieren

Ernährung: Kalorien 327, Kohlenhydrate 29 g, Fette 19 g,

Protein 10 g

Erdbeermarmelade

Zubereitungszeit: 10 Minuten, Kochzeit: 1 Stunde 30 Minuten,

Portionen: 10

Zutaten:

• 2 Tassen Erdbeeren, grob gehackt

• 1 Tasse weißer Zucker

• 2 EL Orangensaft

Wegbeschreibungen:

1. Legen Sie die Zutaten in den Vakuumbeutel und versiegeln

Sie sie.

2. Kochen Für 1 Stunde 30 Minuten im Wasserbad, zuvor auf

180oF vorgeheizt.

3. Servieren Sie über Eis oder Käsekuchen, oder im

Kühlschrank in einem luftdichten Behälter lagern.

Ernährung: Kalorien 131, Kohlenhydrate 13 g, Fette 7 g,

Protein 4 g

Pfirsich und Orange Jam

Zubereitungszeit: 10 Minuten, Kochzeit: 2 Stunden, Portionen: 10

Zutaten:

•2 Tassen Pfirsiche, grob gehackt

•1 1/2 Tasse weißer Zucker

•1 Tasse Wasser

•Zest und Saft von 1 Orange

Wegbeschreibungen:

1.Legen Sie die Zutaten in den Vakuumbeutel und versiegeln Sie sie.

2.Kochen Für 2 Stunden im Wasserbad, zuvor auf 190oF vorgewärmt.

3.Servieren Sie über Eis oder Kuchen, oder im Kühlschrank in einem luftdichten Behälter lagern.

Ernährung: Kalorien 135, Kohlenhydrate 14 g, Fette 7 g, Protein 4 g

Senfgrün, Oliven und Kale Salat

Zubereitungszeit: 5 Minuten

Kochzeit: 20 Minuten

Portionen: 4

Zutaten:

- 2 Knoblauchzehen, gehackt

- 1 Pfund Babykohl

- 2 Tomaten, gewürfelt

- 1 Tasse Kalamata Oliven, entsteint und halbiert

- 1 Tasse schwarze Oliven, entsteint und halbiert

- 1 Pfund Senfgrün, gerissen

- 1 Esslöffel Olivenöl

- 1/2 Tasse Jakobsmuscheln, gehackt

- Saft von 1 Limette

- Salz und schwarzer Pfeffer nach Geschmack

- 3 Esslöffel Gemüsebrühe

- 1 Esslöffel Schnittlauch, gehackt ù

Wegbeschreibungen:

1.In eine Sous-Vide-Tasche, kombinieren Sie den Grünkohl mit den Oliven, Grüns und den anderen Zutaten, werfen Sie den Beutel, tauchen Sie in den vorgeheizten Wasserofen und kochen bei 180 Grad F für 20 Minuten.

2.Unterteilen Sie zwischen Tellern und dienen Als Beilage.

Ernährung: Kalorien 120 Fett 3 Ballaststoffe 1 Kohlenhydrate 7 Protein 6